家族のための

赤ちゃんを理解する　赤ちゃんとのふれあいを楽しむ　赤ちゃんの育児に自信がもてる

ディベロップメンタルケア読本

日本ディベロップメンタルケア（DC）研究会 編

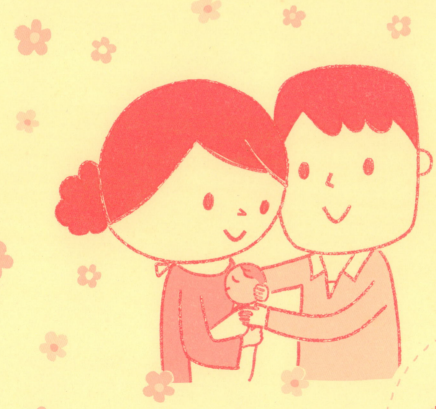

小さく生まれた赤ちゃんの
お母さんとご家族へ

家族を支える・医療者にも役立つ
NICU♥BOOK
（ニキュー　ブック）

MC メディカ出版

はじめに

　ディベロップメンタルケア（Developmental care：DC）とは、赤ちゃんとご家族のあたたかな心の成長発達を育むことを目的に、親子を中心にして、ご両親と医療スタッフが一緒に協力して、赤ちゃんの治療やケアを行う新しいケアの考え方と実践をいいます。赤ちゃんの成長発達には、親子の身体と心のふれあいと交流が最も大切です。それにより、親子の愛着が育まれ、赤ちゃんの身体と脳と心も成長発達していきます。また、ご両親も赤ちゃんから癒しと励ましをもらい、育児の知識と技術を学びながら親らしく成長されることでしょう。本書は、小さく生まれた赤ちゃんとご両親の出会いから交流そして育児のヒントを、写真やイラスト、簡単な文章を用いて解説しました。ご家族には、本書を赤ちゃんとの交流を楽しむ道しるべとして活用いただき、赤ちゃんとご自身の成長を感じていただきたいと願います。また、医療スタッフの方々にも、親子の愛着形成の支援に役立てていただければ幸いです。

　　著者を代表して

　　　　　　　　　　　日本ディベロップメンタルケア（DC）研究会 会長
　　　　　　　　　　　聖隷クリストファー大学 学長
　　　　　　　　　　　　大城 昌平

もくじ

はじめに ……………………………………………………………………………… 1

1. **親子のふれあい** －第一歩－ まずは赤ちゃんにふれてみることから …… 4
2. **出産と育ち** 母子相互作用とディベロップメンタルケア ………………… 6
3. **医学的ケア** 小さく生まれた赤ちゃんを助ける ………………………… 8
4. **成長と発達の過程**(道すじ) 小さい赤ちゃんはゆっくり成長・発達 …… 10
5. **スタッフとのコミュニケーション** チームみんなで赤ちゃんを支えています …… 12
6. **NICUの環境** 音や光にも気配りをしているNICU ……………………… 14
7. **保育器の中の赤ちゃん** －ポジショニング－ 保育器の中のポジショニングとホールディング …… 16
8. **親子の交流と愛着** ささやかなやりとりが育む親子の絆 ………………… 18
9. **お父さん・お母さんのこころの発達** お母さん・お父さんとなるプロセス …… 20
10. **栄養と母乳育児のすすめ** 赤ちゃんと家族をはぐくみ育てる母乳 ……… 22
11. **赤ちゃんの力** 五感を使って赤ちゃんを幸せにする …………………… 24
12. **赤ちゃんの行動をみる・よむ** 赤ちゃんの行動(しぐさ)には意味がある …… 26
13. **赤ちゃんの眠りと目ざめ** 覚醒に合わせたコミュニケーションを ……… 28
14. **赤ちゃんとのコミュニケーション** 五感を使ったいろんなコミュニケーション …… 30
15. **親子のふれあい** －感染予防－ スキンシップ前の消毒で感染予防 …… 32

16	親子のふれあい －タッチケア－	ふれあいで親子の絆を深めるタッチケア	34
17	親子のふれあい －カンガルーケア－	赤ちゃんとのぬくもりの交流	36
18	赤ちゃんの痛みとケア	赤ちゃんを痛みから護るために	38
19	ケア参加 －ケアの補助など－	NICUで早く育児に取り組んで、自信をもって	40
20	ケア参加 －清拭－	お世話とスキンシップを兼ねた清拭	42
21	ケア参加 －沐浴・入浴－	沐浴は赤ちゃんとのスキンシップの時間	44
22	きょうだい面会	お姉ちゃんやお兄ちゃんも赤ちゃんに会いたい	46
23	赤ちゃんとの遊び －マッサージ－	自分の体を使った運動とマッサージ	48
24	赤ちゃんとの遊び －手足の運動－	手足の動きを通じて発達を促す	50
25	赤ちゃんとの遊び －感覚遊び－	認知発達を促す関わり遊び	52
26	退院に向けての準備	赤ちゃんとの生活を早い時期からイメージ	54
27	家庭での生活と育児	おうちはやすらぎをもたらす安全基地	56
28	赤ちゃんの生活リズム	お母さんといっしょのリズムで	58
29	赤ちゃんの泣き	赤ちゃんはみんな泣きます	60
30	あなたの赤ちゃん		62
	執筆者一覧		63

（写真はすべて許諾を得て掲載しています）

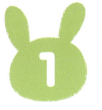

1 親子のふれあい −第一歩−

千葉市立海浜病院新生児科　岩松利至

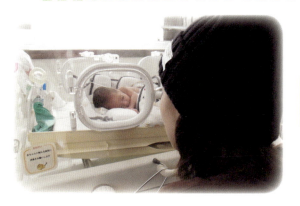

保育器に近づいて赤ちゃんのお顔を見てみましょう。

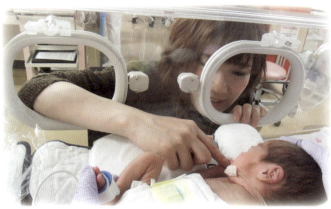

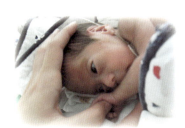

▲ 指で手のひらに触れるとギュッと握り返してくれます。

◀ 赤ちゃんにはお母さんのお顔が見えています。

お母さんの手の温もりを赤ちゃんに伝えましょう。

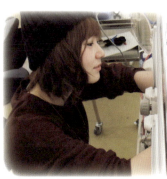

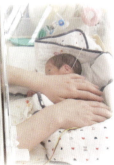

まずは赤ちゃんにふれてみることから

　赤ちゃんのお誕生、おめでとうございます。赤ちゃんはお母さんのおなかの中で、外に出る準備を進めてきました。出生の前後で赤ちゃんを取り巻く環境は大きく変化しますが、赤ちゃんの心と体の発達は、おなかの中にいるときからずっとつながっています。今、お母さんが入ったこの場所が、赤ちゃんがこれからしばらくの時間を過ごす新生児集中治療室（NICU）です。赤ちゃんがまぶしくないように、少し明かりを暗くしています。物々しい雰囲気に少し驚かれたかも知れません。赤ちゃんは保育器の中にいます。保育器は赤ちゃんの体温が下がらないように温めて、さまざまなものから赤ちゃんを守ってくれる安心なお部屋なのです。

　さあ、赤ちゃんのお顔を見てみませんか。ぼんやりとですが、赤ちゃんはお母さんのお顔の形がわかるのですよ。次に、赤ちゃんの手のひらに指でそっとふれてみてください。赤ちゃんがその指をしっかりと握り返してくれることに、ちょっとびっくりされるかも知れませんね。

　その後は、お母さんの両手で赤ちゃんの体を優しく包み込んであげてください。お母さんの温かな気持ちと手の温もりは、きっと赤ちゃんに伝わりますよ。

　NICUは赤ちゃんの体を元気にする場所であるだけでなく、赤ちゃんとお母さんとの心のつながりを育んでいく場所でもあるのです。

ご家族へ

今日から赤ちゃんとの新たな第1歩の始まりです。ゆっくりと赤ちゃんとふれあっていきましょう。

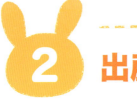

2 出産と育ち

東京女子医科大学名誉教授　仁志田博司

母子相互作用

お母さん ➡ 赤ちゃん

- 肌のふれあい
- 目と目を合わせる
- 調子の高い声
- エントレインメント
- 生活パターンを決める人
  time giver
- リンパ球
- 正常細菌フローラ
- 匂い
- 体温
  あたたか味

- 目と目を合わす
- 泣き声
- オキシトシン
- プロラクチン
- 匂い
- エントレインメント

お母さん ⬅ 赤ちゃん

母子相互作用とディベロップメンタルケア

　ディベロップメンタルケアとは、赤ちゃんを生まれてすぐから<mark>ストレスの少ない環境で養育する</mark>ことが人間らしい高度な脳の働きを育み、温かい心と適切な発達、親子の関係性を養うという、未熟児医療の経験から生まれたものです。

　出生の際、赤ちゃんは子宮内環境から自分で呼吸をしなければならない子宮外環境に一瞬の間で適応しなければならず、多くの医学的問題にさらされます。さらに人間は、寝返りさえできない<mark>生理的早産で生まれ、保温や栄養摂取という生きるための基本的なことも擁護者（母親）頼り</mark>です。人間の赤ちゃんがあおむけで寝るのは、目で母親を探し声や匂いがする方へと手を差し出すためです。

　女性にとっても、出産は母親となる大きな出来事で、プロラクチンやオキシトシンなどホルモンの分泌により赤ちゃんを抱きしめて授乳を行うというmothering processが起こります。種々の事情でこれがスムーズに進まなければ、赤ちゃんへの愛情が湧かず、発育発達に悪影響を及ぼします。

　出生（出産）後に母子関係が適切に構築されることは、母親の精神状態と児の発育・発達にきわめて重要です。これは母子相互作用とよばれ、母から子へ、子から母親へお互いの働きかけによって結ばれる絆です。<mark>母親からの絶対的愛情と信頼を心に刻みこむことが、ディベロップメンタルケアの要</mark>となります。

キーメッセージ

- 早期からストレスの少ない環境で養育することが脳の高次機能を育むことが未熟児医療の経験から分かっています。
- 出生（出産）を経た母子が相互に働きかけあいを行う「母子相互作用」がディベロップメンタルケアの要です。

【参考文献】仁志田博司．"母子関係と家族の支援"．新生児学入門．第4版．東京，医学書院，2012，105-27．

3 医学的ケア

愛仁会高槻病院小児科　**南　宏尚**

赤ちゃんにとって「生まれる」とは？

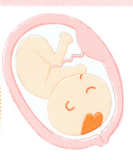

おなかの中では
- 包まれている
- 温かい
- 清潔な環境
- へその緒からすべてもらっている

生まれたら
- 投げ出される
- 寒い
- ばい菌だらけ
- 助けがなくなるので…

必死で呼吸する
頑張って哺乳する

赤ちゃんに必要な医学的ケア

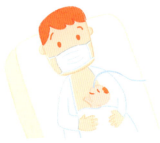

▲ カンガルーケアは、「保温」と「肌を無害な菌で守る」という2つの意味があります

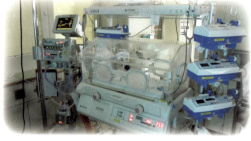

▲ 小さなお子さんの場合、保育器で保温を続けます

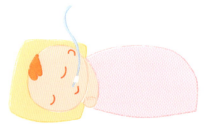

▲ 自分で哺乳できるまでは、チューブや点滴を入れて栄養します

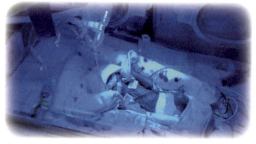

▲ 青い光は黄疸の治療のために当てています。この赤ちゃんは人工呼吸の助けが必要でした

小さく生まれた赤ちゃんを助ける

　赤ちゃんにとって「生まれる」とはどういうことなのでしょうか。少し想像してみましょう。お母さんのおなかの中という温かく包まれている環境から、寒いところに投げ出されます。子宮内は無菌状態ですが外に出てくるとばい菌だらけ。もっと大変なのは、今まで必要がなかった呼吸や哺乳、栄養の消化吸収を自分でしないといけなくなることです。このように生まれる前後ではすべてが変わるといってよい状況ですから、その変化にうまく適応できない赤ちゃんを助けるために、医学的ケアが必要になります。とくに早く生まれた赤ちゃんには、保温（温める）、感染予防（有害な菌から守る）、呼吸補助（未熟な肺を助ける）と栄養管理（栄養をあげる）、黄疸治療の５つが必要です。

　小さな小さな赤ちゃんを見たら、「早く温めてあげたい」「抱っこしてあげたい」って思いますよね。わたしたちも、生まれてきたらできるだけ早く抱っこしてもらうようにしています。小さく生まれた場合は、その後、保育器で保温を続けます。赤ちゃんの体に病気を起こさない菌を付けてあげるために肌と肌で触れ合うことも大事です。そして、母乳をあげることもばい菌から胃腸やからだ全体を守るために必要です。呼吸がしんどいときは酸素や呼吸器で赤ちゃんを助けます。また、呼吸がしんどいときや早産の赤ちゃんは哺乳がうまくできないので、必要に応じてチューブ栄養や点滴を行います。青い光線で黄疸を治療するのもよく行われます。

キーメッセージ

- 医学的ケアは、赤ちゃんが大きくなるにつれて必要なくなります。
- 大事なことはどのような治療をしていても、できるだけ赤ちゃんと触れ合い、お互いの存在を確かめ合うことです。

4 成長と発達の過程（道すじ）

都立墨東病院新生児科　渡辺とよ子

◀ 在胎23週5日　570g
　1985年生まれ　TIさん

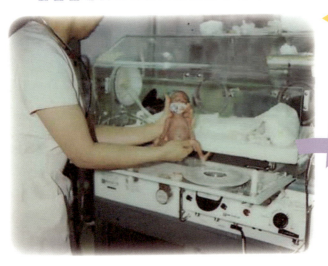

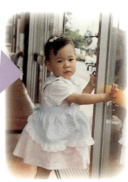

▲ 2歳で歩けず伝い歩き

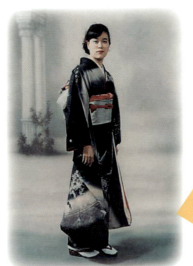

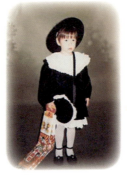

◀ 3歳　七五三のお祝い
　千歳あめを引きずって
　この頃から水泳を始め、中高時代は水泳部で活躍。

▲ 成人式　短大を卒業して会社員に
　このときは母親の身長を越えています。

キーメッセージ

● 生まれた在胎週数や出生体重が少ないほど、成長や発達に時間がかかります。

小さい赤ちゃんはゆっくり成長・発達

　早産で小さく生まれると、出産予定日頃に2.5kg程度まで成長して退院することが目標になります。保育器の中のとても弱々しく未熟な赤ちゃんも、じっと見ていてあげると<mark>いろんな表情や個性があることがわかります</mark>。何か居心地が悪いようであれば、優しく話しかけて、お母さんの手でそっと包み込んであげるととても気持ちよさそうな表情になるでしょう。このようなやり取りを通じて、愛情を育み、お互いを理解して親子であることを実感していきます。

　退院したころの赤ちゃんは、ガラガラやオルゴールメリーなどの音を聴いて泣き止んだり、話しかけると口をわずかに動かして答えてくれます。

　予定日から(修正)2～3か月過ぎると赤ちゃんは自分の手をじっと見たり口に入れたりが上手になります。首が座る時期でもありますが、小さかった赤ちゃんは頭が大きく重いために頭を持ち上げたり支えることが少し遅くなることもあります。

　修正6～7か月頃になると寝返りをしたり、座ろうとします。両手を出して物をつかむことも上手になります。家の中では自由に身体を動かせるよう、安全な場所を作ってあげましょう。赤ちゃんの運動発達は、先のことを心配するより、今できることを十分に経験させてあげましょう。

　<mark>生まれた在胎週数や出生体重が少ないほど、成長や発達に時間がかかります</mark>。2～3歳までは身体も小さく発達も遅れているかもしれませんが、それでも修正1歳半ごろにはほとんどのお子さんが歩くようになります。言葉の発達は個人差が大きいのですが、意味のある単語が出るのが遅くても、言葉を理解できていることが大切です。少しずつ日常生活の中で自分でできることはやらせてあげましょう。

5 スタッフとのコミュニケーション

愛仁会高槻病院 NICU、NIDCAP Professional　佐藤裕美

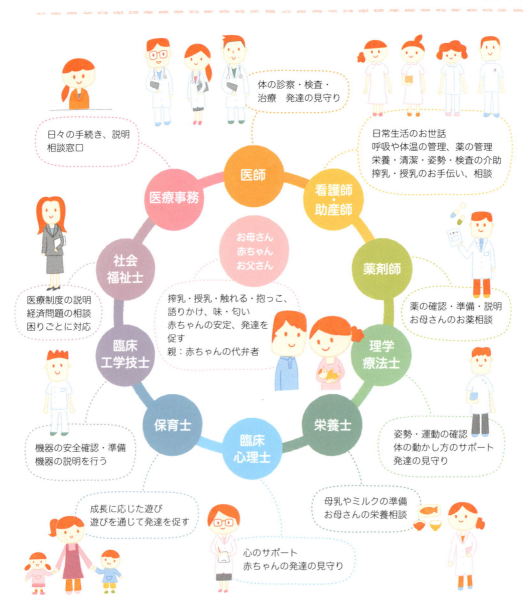

チームみんなで赤ちゃんを支えています

　早く生まれて成長の途中であったり、病気をもつ赤ちゃんは、器械や人のサポートを受けながらNICUという環境で成長していきます。医療は、それぞれの職種が専門分野を担当し、力を発揮しながら「チーム」で行われます。赤ちゃんの成長をサポートするために、医師、看護師の他にも、薬剤師、理学療法士、栄養士、臨床心理士、保育士、臨床工学技士などさまざまな職種がいます。医療社会福祉士、医療事務など、生活の面から強い味方になってくれる存在もいます。しかし、それぞれの医療スタッフが、何をしてくれる人なのか、誰に何を言ったら良いのか戸惑われますよね。また、最近では、インターネットから手軽に情報を得ることができますが、情報の多さに不安や心配が強くなることもあるでしょう。赤ちゃんの状況をご家族にわかりやすく伝え、質問に答えることは医療スタッフの重要な仕事の一つです。また、赤ちゃんの情報を共有し、統一した方針で関われるように定期的に話し合いを行っていますので安心してください。お子さんについてわからないことを聞いてみましょう。お母さん、お父さん自身が抱えている心配や不安、不調はありませんか？　しんどくて何も話せないという方はそのまま伝えてみてください。お母さんやお父さんの状況に最も適した医療スタッフが調整されるでしょう。医療スタッフを赤ちゃんの成長とご家族をサポートする仲間としてご活用ください。

キーメッセージ

- 赤ちゃんは、言葉で伝えられませんし、医療の説明を理解することもできません。お母さん、お父さんは、親として、赤ちゃんの代弁者として大切なチームメンバーの一員です。一つひとつ確認しながら進んでいく先に赤ちゃんの成長がみえてくると思います。

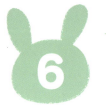

NICUの環境

都立墨東病院新生児科　大森意索

赤ちゃんの周辺にある機器

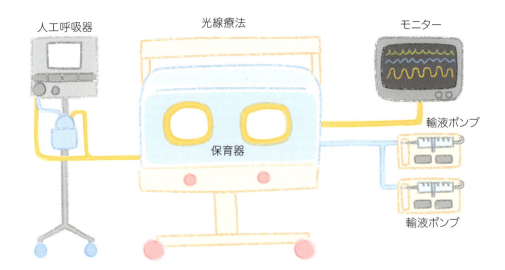

赤ちゃんを助ける管

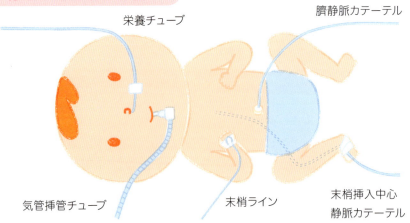

音や光にも気配りをしているNICU

　NICUに入院すると、赤ちゃんは保育器かオープンクベースに寝かされます。保育器には赤ちゃんの体温を保つとともに酸素投与ができる機能があります。人工呼吸器は、呼吸を補助しています。保育器の上にライトが備え付けられていますが、早産においてしばしば行われる黄疸の予防的治療（光線療法）のためのものです。治療中は目隠しをしますが、面会時は治療を中断しても問題ありません。モニターは、赤ちゃんの脈拍や血中の酸素濃度、血圧などの数値をとらえています。輸液ポンプは、点滴によって水分や栄養を補給するとともに、必要な薬を投与しています。ときには栄養（母乳やミルク）を、輸液ポンプからゆっくり入れることもあります。

　赤ちゃんには、治療のためにいくつかの管を体に入れています。挿管チューブを気管に入れて、人工呼吸器につないで使用しています。点滴ラインは、水分や栄養を補給するとともに、必要な薬を投与しています。太い血管（中心静脈）まで点滴の先端を入れることで漏れにくくなり、濃度の高い輸液が可能となります。また輸液ラインとして臍帯（へその緒）を使用することもあります。

　さまざまな機器に囲まれて落ち着かなく感じるかもしれませんが、現在のNICUは音や光に気をつけて、静かで、赤ちゃんが夜と昼の区別がつくような環境に努めています。ご家族が赤ちゃんとゆったりとした時間を過ごしていただきたいと願っています。

キーメッセージ

- 周辺にあるモニターなどの機器類を使用して、赤ちゃんの体調を正確に管理・把握して治療しています。
- NICUを赤ちゃんにとってなるべく居心地のよい環境にし、ご家族にも近くにいていただけるよう努めています。

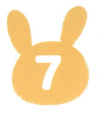

7 保育器の中の赤ちゃん －ポジショニング－

姫路赤十字病院リハビリテーション科、NIDCAP Professional　藤本智久

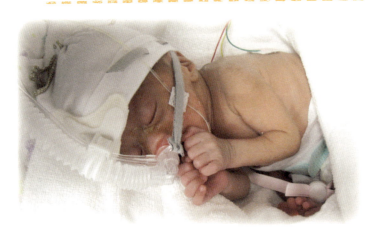

◀ 保育器の中にいる赤ちゃんは、おなかの中にいる胎児のように、身体を丸くして、手を口元にもっていってあげると安心して落ち着きやすくなります。

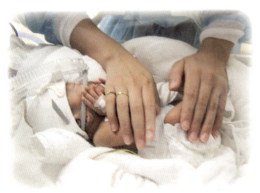

▲ 両手で包み込んであげて、手のぬくもりを感じさせてあげると、安心して眠ってくれやすくなります。

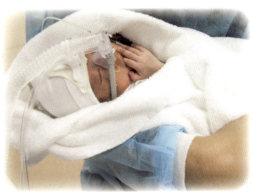

▲ 抱っこの時も体を丸くして手を口元へもっていってあげると、より落ち着きやすくなります。

胎児姿勢でホールディングを行うことで、赤ちゃんはより落ち着きやすくなります。姿勢を変えた後やポジショニングを整える前には、しっかりと両手で包み込むホールディングをしてあげましょう。

保育器の中のポジショニングとホールディング

　赤ちゃんがおなかの中の胎児のように体を丸くした姿勢をとることを<mark>ポジショニング</mark>といいます。保育器の中にいる赤ちゃんは、しっかりと体を丸くして包み込んであげることでより落ち着いて休むことができます。タオルなどで包み込んであげて体を丸くした姿勢を保持することで、しっかりと眠ることができ、体を丸くする力をつけたり、<mark>落ち着く力を伸ばす</mark>こともできます。また、保育器を出た赤ちゃんには、タオルで包み込む力を緩め、お尻や背中のポイントだけしっかりと支えます。自分で手を口へもっていきやすくしたり、手足の動きを妨げないようにすることで、手足をしっかりと動かす経験を増やしてあげます。その経験が、<mark>感覚や運動の発達を促す</mark>ことにつながってきます[1]。

　ご家族が面会や付き添いをされるときは、保育器の中で両手で赤ちゃんをしっかりと包み込んであげましょう。赤ちゃんの体が丸くなるような姿勢で両手で包み込んであげることを<mark>ホールディング</mark>といいます。ホールディングをしてあげることで赤ちゃんはより落ち着きやすくなります。痛みを伴う処置の時のホールディングは、赤ちゃんの<mark>痛みを和らげる効果がある</mark>ことがわかっています。ホールディングを行う時も、ポジショニングと同じように手を口元へもっていってあげることでより落ち着きやすくなります。保育器の中でホールディングが難しい時でも、<mark>優しく赤ちゃんに触れてあげましょう</mark>。きっとご家族の気持ちが赤ちゃんに伝わることでしょう。

キーメッセージ

- 保育器の中では、体を丸くした姿勢でポジショニングを行いましょう。
- 手を口元へもっていってあげることでより落ち着きやすくなります。

ご家族へ

- 保育器の中でのホールディングは、抱っこしてあげているように優しく両手で包み込んであげてください。

【参考文献】1) 日本ディベロップメンタルケア（DC）研究会編．標準ディベロップメンタルケア．大阪，メディカ出版，308p.

8 親子の交流と愛着

聖マリアンナ医科大学名誉教授　堀内 勁

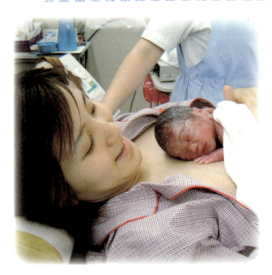
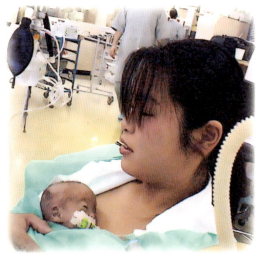
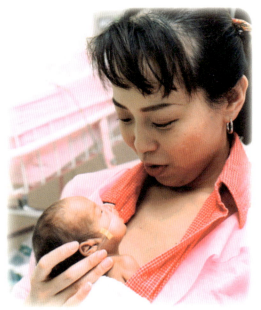

🎵 **親と子の絆づくり**
カンガルーケア、ホールディング、
タッチケア、子守唄

お母さんの大事な役割
生まれる前は、おなかの中で赤ちゃんをしっかり守っていました。生まれた後、赤ちゃんに子宮の中にいるかのような安心の世界を提供すること。そして、赤ちゃんがお母さんとコミュニケーションしたいというメッセージを出したとき、遊び心を持って話しかけ、リズムをとり、共にある時間を二人で楽しむこと。

ささやかなやりとりが育む親子の絆

　赤ちゃんにとって生まれることは、子宮内から新しい世界に適応するということです。そのために、自分を保護して育ててくれる人、自分に夢中になってくれる人が不可欠です。通常それはお母さんやお父さんです。ところがNICUでは医学的ケアが中心となり、赤ちゃんのそうしたニーズを十分には満たすことができなくなります。

　親の直接的な役割は、赤ちゃんを守り、安心させ、心を制御することを身につけさせ、体験したことを意味づけていくことです。すなわち、①抱っこし、そっと包み込んで温かい眼差しで見守る、②あやすことで感情を制御する(よしよし・とんとん・なでなでする)、③映し返すことで体験を意味づける(照らし返し、受け止めて伝え返す)、④ちょうどよいものをちょうどよいときに差し出す(手をさしのべる)ことで自尊感情を養うことです。それは親にしかできません。子宮のように手のひらをゆったりと添えて胸に抱っこすること、眼差しを交わして見守ること、赤ちゃんの動きに声をかけて息づかいを聞き取ることです。そして、お母さんの好きな穏やかな歌を歌ってあげましょう。お母さんの声の響きがゆったりとリズムに乗って赤ちゃんに届くとき、赤ちゃんは子宮の中で聞き慣れた声に落ち着き、外の世界に心を向けていきます。タッチケアはまるで、赤ちゃんとの楽しい遊びのやりとりのようです。小さな川のせせらぎのようなやりとりがやがて、赤ちゃんとお母さんの絆という大きな川の流れとなっていきます。

キーメッセージ

- 赤ちゃんがよく育つには、赤ちゃんとのやり取りのうち、10〜30%がしっくりいくことで十分だといわれています。

- 完璧に赤ちゃんのニーズに応えられなくても、小さなやりとりをゆったり楽しむことができれば、絆は順調に育まれます。

9 お父さん・お母さんのこころの発達

名古屋大学心の発達支援研究実践センターこころの育ちと家族分野　永田雅子

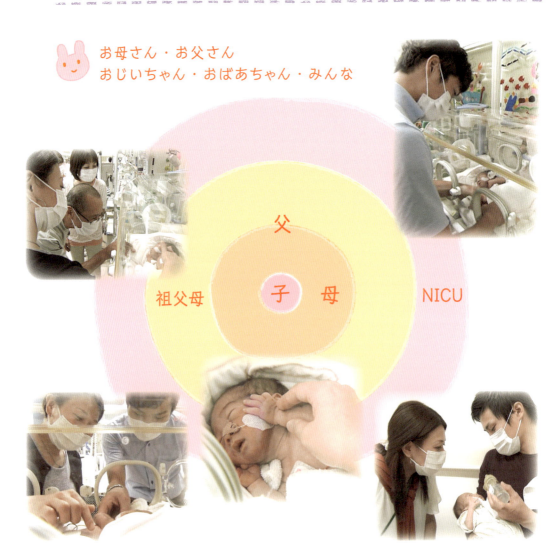

お母さん・お父さん
おじいちゃん・おばあちゃん・みんな

お母さん・お父さんとなるプロセス

人は妊娠・出産すれば親となれるわけではありません。赤ちゃんとの出会いが思いがけないものとなってしまった場合、戸惑いや先の見えない不安が心の中に浮かびます。赤ちゃんの何気ない動作に、自分が責められているように感じたり、子どもに対してかわいいと思うと同時に、かわいいと思えないという真逆の思いがわいたりすることもあるでしょう。でも大丈夫。何よりも目の前にいる赤ちゃんの存在が、お父さん、お母さんになることを助けてくれます。周りにしっかりと支えてもらいながら、ゆっくりと赤ちゃんとの関係を築いていければよいのです。

お母さん：赤ちゃんのことを自分のことのように感じて、周囲の言動に過敏になってしまうかもしれません。とくに出産後1カ月は精神的に不安定になりやすい時期です。お母さんにならなくてはと焦らず、ゆっくり赤ちゃんとのペースを築いていきましょう。

お父さん：突然、お父さんとしての役割を果たさなくてならなくなり、戸惑いを感じたり、実感がわきにくかったりするかもしれません。まずは赤ちゃんに会ってみる、ふれてみる、抱っこしてみることで、赤ちゃんを実感していけるといいでしょう。

ご家族：おじいちゃん・おばあちゃんも子の親としての関わりから孫の親を支える関わりへと変化が求められます。きょうだいも、家族が増え、周りの意識が自分以外の誰かに向くことに戸惑いを感じています。家族それぞれが支えられていることが大切です。

キーメッセージ

- いろんな思いがあって当たり前。
- 赤ちゃんがお母さんになること・お父さんになることを支えてくれます。
- たくさんのサポーターづくりを。

ご家族へ

親になるプロセスはさまざまな変化をうけとめていくプロセス。私だけが頑張らなければと思わないでくださいね。

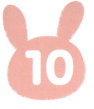

10 栄養と母乳育児のすすめ

日本赤十字看護大学大学院国際保健助産学　井村真澄

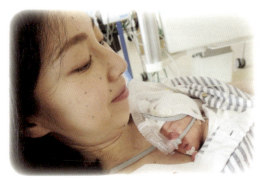
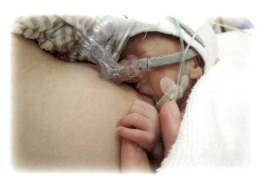

▲▼ カンガルーケア中の授乳：赤ちゃんもお母さんもゆったりと

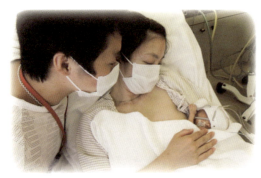
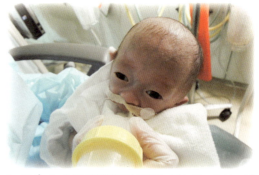

▲ スプーンの形の哺乳びんで搾ってもらったおっぱいを飲んでいます

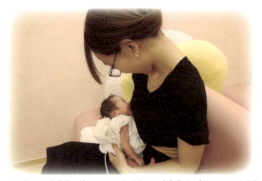
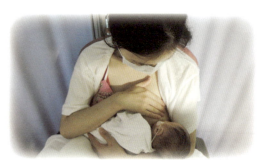

▲ 座って授乳：抱っこしながらの授乳も楽しいひと時

赤ちゃんと家族をはぐくみ育てる母乳

　お母さんのおなかの中で赤ちゃんが成長して胎盤が出来上がる頃、お母さんの乳房では「初乳」を作り始めます。赤ちゃんがいつ生まれてもすぐにおっぱいを飲ませられるように、お母さんはちゃんと準備しているのですね。

　母乳には、赤ちゃんをばい菌から守るための免疫物質や、成長と発達を支えるたくさんの成分が入っています。赤ちゃんを産んだお母さんの乳房からは、初乳、移行乳、成乳と、その時々の赤ちゃんに最も適した成分の母乳が出てきます。大変な状況〜！としか思えないときにも、お母さんがお父さんや家族に支えられて少しでもホッとするできるひと時があると、オキシトシンというホルモンが出やすくなり、母乳が自動的に出てくる仕組み（射乳）がうまく働きます。生まれて間もない赤ちゃんの胃の大きさに、ちょうど適した量の初乳一滴一滴は、お母さんから赤ちゃんへの最初のプレゼントであり、とても優しい（痛くない）初めての予防接種ともいわれています。日を追って成分も量も変化する母乳は、赤ちゃんがより元気に生きていくための最良の糧となります。

　出産後、お母さんがまだNICUまで足を運べない時には、お部屋で少しずつ搾乳を始めましょう。最初は看護スタッフと一緒に搾乳することも助けになるでしょう。NICUの中では赤ちゃんの保育器のそばで搾乳したり、カンガルーケアができるようになったら、赤ちゃんをゆったりとした姿勢で抱っこして、直接おっぱいをあげてみましょう。

キーメッセージ

- 初乳はお母さんから赤ちゃんへの初めての最高の贈り物です。
- オキシトシンは、親子におっぱいと安らぎを届けます。
- カンガルーケアをしながら、チャンスをとらえて授乳もできます。
- 搾乳は、お母さんの乳房に痛みを感じないように行いましょう。

【写真提供】森口紀子（愛仁会高槻病院）、日本赤十字社医療センター

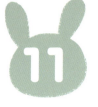

11 赤ちゃんの力（ちから）

静和会浅井病院精神科、国立精神・神経医療研究センター　太田英伸

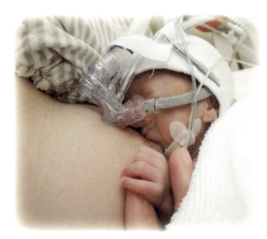

◀ 赤ちゃんはお母さんの肌のぬくもりが好き。

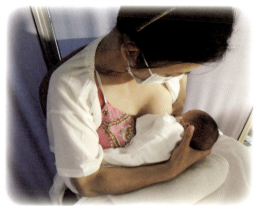

▲ 赤ちゃんはお母さんのおっぱいの匂いと味がわかる。

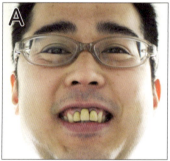

◀▼ 白黒の世界をぼんやりと見ている
（北海道情報大学 向田茂氏作成）
A：大人の目からみたモデルの顔
B：妊娠35週相当の赤ちゃんから見た同じ顔のイメージ図

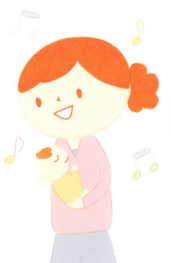

▲ 赤ちゃんはお母さんの声が好き。

五感を使って赤ちゃんを幸せにする

　赤ちゃんは、外の世界の匂いや音、そして光をもうすでに感じています。赤ちゃんは、お母さんのおなかの中にいる時から、甘い・にがいがわかり、とくにお母さんの母乳の味はすぐに覚えてしまいます。お母さんに触ってもらうのも好きで、お母さんの温かい肌に触れていると、とても落ち着きます。それから、お母さんの心臓の鼓動と同じスピードでゆったりと揺すってもらうと、落ち着いて静かに眠りに入っていきます。お鼻もよく働き、どれがお母さんの母乳の匂いなのか、かぎ分けることもできます。耳もよく聞こえていて、お母さんの声はもちろん、クラシックや波の音も大好きなようです。お母さんの子守唄やモーツァルトの優しい曲を聞くと、落ち着いて、ドキドキしなくなり、体重も順調に増えます。赤ちゃんは、大人ほどはっきりと見ることはできませんが、顔を近づけると、お母さんの顔を白黒で見ることができます。ですから、赤ちゃんの体をさすったり、抱っこしながら顔を近づけ、お話したり、歌を歌ってあげてください。きっとお母さんの優しい声や匂い、そして穏やかな笑顔のイメージが、赤ちゃんの頭の中でいっぱいに広がって、赤ちゃんはとても楽しく、幸せな気持ちになります（赤ちゃんの味覚は妊娠14週から、触覚は16週から、体のバランス感覚は25週から、聴覚は28週から、嗅覚は29週から、視覚は30週から働き始めることが知られています）。

キーメッセージ

- 赤ちゃんは外の世界を知ろうと好奇心もいっぱいです。ご両親は顔を近づけて話しかけたり、歌ったりしてください。

- 眠ることも、赤ちゃんには重要です。脳は眠りで休息をとるだけでなく、神経のネットワークを一生懸命つくっています。

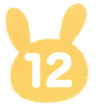

12 赤ちゃんの行動をみる・よむ

都立小児総合医療センター NICU、NIDCAP Professional　大竹洋子

赤ちゃんの行動にはどんなしぐさがあるかを見てみましょう！

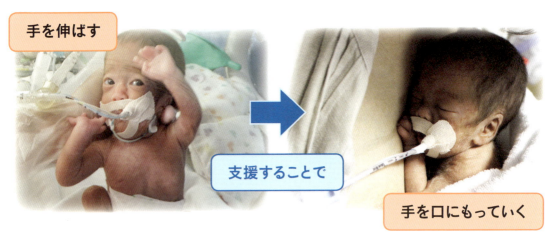

手を伸ばす

支援することで

手を口にもっていく

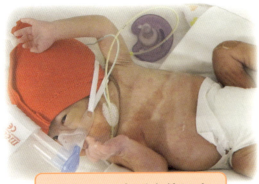

手を口に、左手を伸ばす

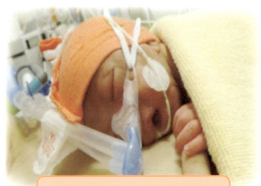

母の指を握って落ち着く

赤ちゃんの行動（しぐさ）には意味がある

　赤ちゃんの行動（しぐさ）を見るときに、「シナクティブ理論」という考え方に基づいて4つの項目から見ていきます。これには、自律神経系、運動系、状態調整系、注意相互作用があります。シナクティブ理論は、NIDCAPを開発したアメリカの臨床心理士Als（アルス）によって考えられました。赤ちゃんがケアを受けているなかでその時のしぐさ（行動）から、赤ちゃんの成長を助けるためにどのような支援ができるかを、両親と医療者とが一緒になって考えることがNIDCAPです。

　ここでは、活動を調整する神経（自律神経系）としぐさ（行動、運動系）についてお話しします。呼吸・心拍数・血圧・体温のこの4つをバイタルサインといいます。自律神経は、自分の意思とは関係なく刺激に反応する変化として表れ、バイタルサインやしぐさから観察することができます。観察していると、赤ちゃんは落ち着いている状態の時と、不安定な時があります。また、行動（しぐさ）では、赤ちゃんの姿勢や手足が緊張（力を入れたしっかりとした状況）していたり、弛緩（伸びきっている）している時があります。呼吸が速かったり遅くなったり、休んでしまったりします。それらの行動（しぐさ）から、赤ちゃんの成長が観察できます。たとえば、最初は伸びきった手足を自分では戻せなかったのに、支援（ホールディング）を得ることで安定した状態に戻れます。成長とともに自分で安定した状態に戻ろうとするようになることが観察されます。このように、赤ちゃんの行動（しぐさ）を見ることで、赤ちゃんの発達を理解できます。どんな状況でも赤ちゃんには、自分で乗り越える力があり、それは成長したことになります。養育者はそれを理解して、成長を見守っていきたいですね。

キーメッセージ

● 赤ちゃんは行動で気持ちを伝えます。

13 赤ちゃんの眠りと目ざめ

愛仁会高槻病院看護部教育担当科、NIDCAP Professional　森口紀子

● 睡眠覚醒のレベル（State）

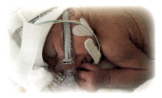
State 1　深い眠り

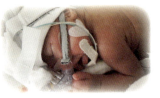
State 2　浅い眠り

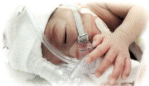
State 3　うとうと

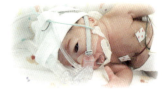
State 4　静かに起きている

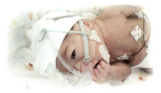
State 5　動きのある状態

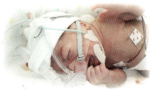
State 6　泣く

● 覚醒レベルに合わせて、赤ちゃんとコミュニケーションをとってみましょう

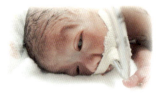
「うとうと…」

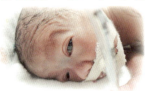
「あっ、ママだ！」

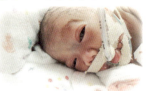
「お口モグモグ」

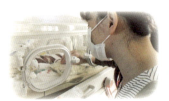

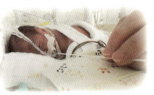
「ママが綿棒におっぱいをふくませてくれたよ♪」

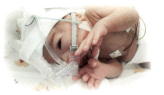
「おーい、誰か遊ぼうよ！」

覚醒に合わせたコミュニケーションを

「寝る子は育つ」ということわざがありますが、これは科学的見地からも正しいことです。赤ちゃんの睡眠覚醒のレベルをState（ステート）と言いますが、睡眠覚醒は6つのレベルに分けることができ、「State1：深い眠り」のときに、成長ホルモンは分泌されると言われています。

しかし、早く生まれた赤ちゃんの睡眠は「State 2：浅い眠り」や「State 3：うとうとした状態」であることが多く、また、いったん覚醒すると、いっきに「State 6：泣く」まであがってしまい、なかなか眠れず落ち着かないことがあります。大人でも、突然目覚まし時計がなると、びっくりしてしまいますよね。赤ちゃんも突然起こされてしまうと、落ち着くまでに時間がかかったりします。刺激が強すぎると、ドキドキしたり、呼吸が速くなったり、止めてしまったりすることもあります。反対に、「State 4：静かに起きている」は赤ちゃんとコミュニケーションが取りやすいレベルです。赤ちゃんにそっと優しく声をかけ、ホールディング（手で赤ちゃんを優しく包み込むこと）や抱っこなどを行い、赤ちゃんとのコミュニケーションをとってみましょう。このState 4のタイミングは赤ちゃんが小さいうちはなかなか出会う機会も少ないので、できるだけ多くの時間を赤ちゃんと過ごしてそのタイミングをはかりましょう。赤ちゃんを保育器から出して、直接胸に抱くカンガルーケアや、抱っこなどをするのもいいですね。

キーメッセージ

- 赤ちゃんの覚醒レベルに合わせたコミュニケーションを。
- 赤ちゃんとふれあうときには、優しく声をかけたり、そっとホールディングを行ったりして、赤ちゃんの覚醒レベルがあがるのを待ちましょう。

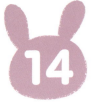

14 赤ちゃんとのコミュニケーション

鳥取大学地域学部附属子どもの発達・学習研究センター　儀間裕貴

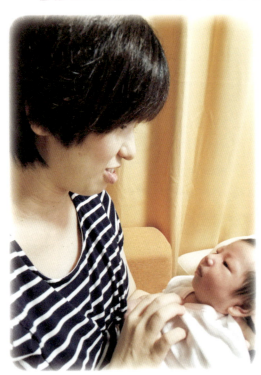

▲ 赤ちゃんは30cm程の距離にあるものが見えやすく、物よりも人の顔に興味を示します。まぶしそうな表情をしているときは、部屋の明るさを少し暗くするとよいでしょう。

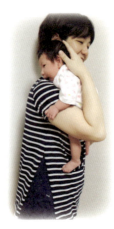

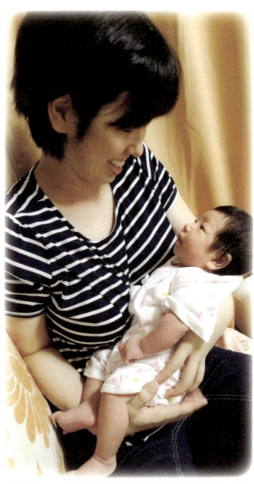

▲ 赤ちゃんはおなかの中にいるときからお母さんの声をよく聞いているので、お母さんの語りかけが大好きです。

◀ 抱っこでの語りかけも赤ちゃんは大好きです。お母さんの声や匂い、肌のふれあい、揺れる感覚など、赤ちゃんが好きな感覚がたくさん含まれています。

五感を使ったいろんなコミュニケーション

　赤ちゃんは、私たちが考えているよりもいろんなことを感じ、理解しています。まだ焦点は合いにくいですが、30cm程の距離にあるお父さん・お母さんの顔が見えていて、しっかりと見つめかけてくれます。お父さん・お母さんが語りかける声にもよく耳を傾けていて、声の方向に振り向くなどの反応を示します。抱っこによる肌のふれあいや、ゆらゆらと揺れる感覚も大好きです。泣くことも含めて、赤ちゃんは自発的な行動によって周囲に多くのことを語りかけていて、お父さん・お母さんとのコミュニケーションをはかろうとしています。

　赤ちゃんが機嫌良く目覚めていて、お父さん・お母さんの顔を見つめかけ、声かけに耳を傾けているような様子がみられる時は、積極的にコミュニケーションをはかるチャンスです。優しく抱き上げて、目を合わせて語りかけましょう。まだ言葉は話せませんが、表情や行動できっと何かを伝えてくれます。生後2カ月頃からは、「アーアー」「クークー」という声（クーイング）を出して語りかけてくるでしょう。たくさん返事をしてあげましょう。視覚・聴覚・触覚・前庭覚（揺れる感覚）を介した優しく積極的なコミュニケーションが、親子の愛着形成を促進させ、赤ちゃんの豊かな発達を育んでいきます。

キーメッセージ

- 赤ちゃんは五感を使ったコミュニケーションが可能です。
- コミュニケーションは親子関係や赤ちゃんの発達を育みます。

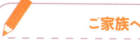

- 赤ちゃんと心が通う温かい時間を楽しんでください！

15 親子のふれあい −感染予防−

都立小児総合医療センター新生児科・ICD　岡崎 薫

STEP1　手をよく洗って、手指の消毒をしましょう

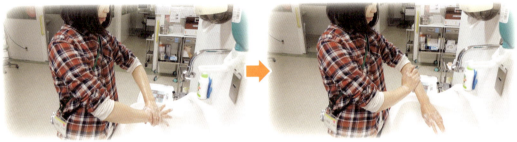

①石けんで手を洗います。

②肘までよく洗います。

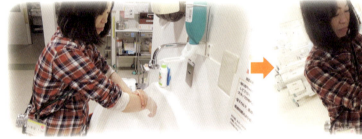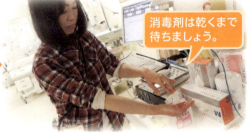

③水で洗い流します。

④手指をよく消毒します。

消毒剤は乾くまで待ちましょう。

STEP2　保育器の中の赤ちゃんにふれましょう

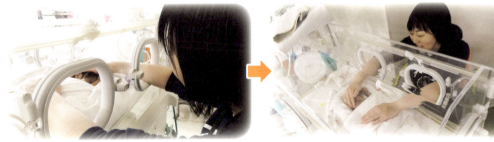

⑤保育器には肘まで入ります。

⑥きれいな手で、いっぱい遊びましょう。

スキンシップ前の消毒で感染予防

　手を石けんでよく洗って、手指のアルコール消毒をしましょう。石けんによる手洗いは30秒以上行い、アルコール消毒は乾燥するまで（約15秒）手にすりこみましょう。また、手・指全部をしっかり洗えるように、指輪、腕時計、つけ爪などははずします。とても簡単ですが、これだけで、赤ちゃんが病気に感染しないように予防することができます。そのきれいな手で、赤ちゃんとたくさんスキンシップをしましょう。できれば、保育器の中に入る肘までしっかり洗いましょう。でも、手洗いや手指消毒を、長期間にわたり何回も行うと、手荒れすることがあります。手が荒れやすいときは、ハンドクリームなどを使用するとよいこともあります。

　「かぜかな？」と思ったら、また熱があるときは面会を控えましょう。咳や鼻水、ぶつぶつ、眼やに、下痢などがあっても問題はありませんが、感染力が強い病気がときどきあります。早めに医療スタッフに相談しましょう。また、一緒に住んでいるご家族（とくにお子さん）が病気にかかったときも注意が必要です。水ぼうそうやおたふくかぜ、インフルエンザ、RSウイルスなどは、家族みんなにうつりやすいですので、症状がなくても、しばらく、面会ができないことがあります。こちらも医療スタッフと相談しましょう。また、病気にかからないように予防することはとても重要です。インフルエンザなどの予防接種や、帰宅後の手洗い・うがいなどで日頃から予防を心がけましょう。

キーメッセージ

- 石けんで、手をよく洗います。
- アルコール手指消毒剤が乾くまで手を消毒します。
- 「かぜ？」と思ったら早めの相談を。

- ご家族の病気の予防は大切です。
・帰宅後の手洗い・うがい
・インフルエンザなどの予防接種

16 親子のふれあい －タッチケア－

千葉市立海浜病院、NIDCAP Professional　松本直美

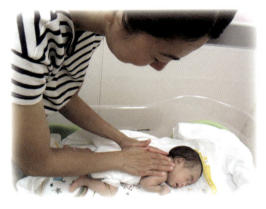
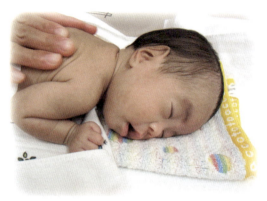
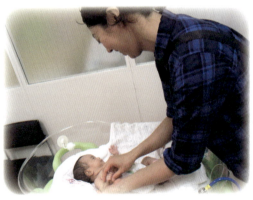
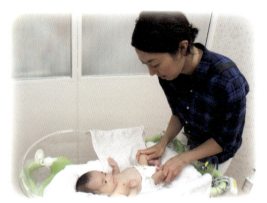

- 赤ちゃんと向き合える環境、騒音のない場所がおすすめです。
- 手は温めておき、アクセサリーははずしておきましょう。
- 香水などは避けましょう。

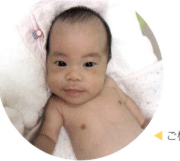

◀ご機嫌です

ふれあいで親子の絆を深めるタッチケア

　タッチケアは小さく生まれた赤ちゃんが入院しているNICUから始まったものです。NICUの保育器の中では、ママのおなかの中と同じような環境に近づけて、赤ちゃんが落ち着くことができるようにしています。赤ちゃんを温かな手で包み込むホールディングは、ママ・パパのぬくもりや香りを感じ、赤ちゃんが落ち着くケアのひとつとされています。そのホールディングから次のステップへ進む第一歩として、タッチケアがあります。

　タッチケアの「タッチ」とは、「さわる」ことではなく「ふれあい」の意味です。ふれあうということは、手足の運動やマッサージをしながらさわることだけでなく、やさしく話しかける、見つめる、赤ちゃんが心地よいことを赤ちゃんの反応をみながら行っていくことです。赤ちゃんとふれあい（＝ふれ愛）を通して、親子の絆を深め合うケアをタッチケアといいます。

　赤ちゃんは、温かい手でふれてもらう、語りかけてもらう感覚の体験や、手足を動かすことやマッサージなどの運動の体験を通じて、親子の絆を深めることができます。また赤ちゃん自身で落ちつくことができたり、よく眠れたり、体重の増え方がよいなど、心と体の成長にも効果があると言われています。赤ちゃんが嫌がるときは無理せずに、赤ちゃんのペースで行うことがポイントです。

キーメッセージ

- タッチケアは「ふれ愛」、「親子の絆」を深め合うケアです。
- タッチケアは成長において、赤ちゃんのよい体験となります。

ご家族へ

温かい手、やさしい声かけでの交流をし、赤ちゃんの日々の成長を楽しみながら行ってみましょう。

【文献】日本タッチケア研究会（2011年日本タッチケア協会に名称変更）．タッチケアマニュアル　基本ガイド．

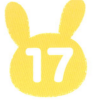

17 親子のふれあい —カンガルーケア—

横浜市立大学附属市民総合医療センター NICU、NIDCAP Professional　齋藤紀子

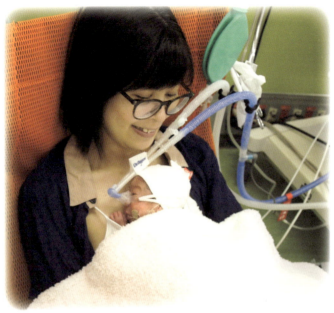

◀ お母さんの裸の胸の上に、裸の赤ちゃんを抱っこします。肌と肌をふれあわせることがポイントです。

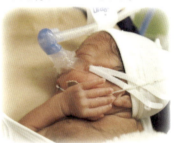

▼ 赤ちゃんの眠りが深くなり、呼吸が安定するなどのメリットがあります。人工呼吸器をつけた赤ちゃんも行うことができます。

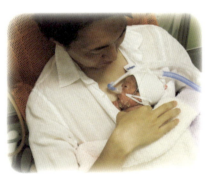

▲ お母さんだけでなく、お父さんも行うことができます。

▶ 赤ちゃんのぬくもりを通じて、小さな生命の力強さと生きる鼓動を感じてください。

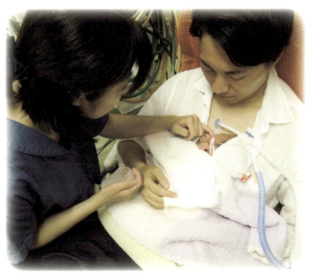

36

赤ちゃんとのぬくもりの交流

　カンガルーケアは1978年に南米コロンビアの都市ボゴタで保育器が不足していたため、保温を目的に行われていました。お母さんの素肌の胸の上に、オムツだけをつけた裸の赤ちゃんを抱っこします。抱っこの形が子育てをするカンガルーの姿に似ていることから名づけられました。カンガルーケアには、さまざまな効果があります。

　①赤ちゃんと抱っこする人との間の体温のやりとりによる保温効果があります。

　②赤ちゃんの眠りが深くなり、規則的で安定した呼吸になります。

　③赤ちゃんと抱っこする人の両方が安心して穏やかな気持ちになります。

　④母乳育児へのよい効果があります。

　赤ちゃんの全身状態が安定した時点で、お母さん・お父さんの希望を確認しながら、カンガルーケアを行う日を決めていきます。人工呼吸器を使っている赤ちゃんでも、呼吸状態が安定していれば、医師、看護師と相談して予定を立てることができます。施設によってカンガルーケアを開始する基準はいろいろです。

　ご家族からは「ずっと保育器の中にいたわが子の、本当の大きさを感じることができました。まだまだ小さなわが子ですが、そのぬくもりを感じることで、じわじわと幸せが満ちてきました」などの声が聞かれています。

キーメッセージ

- カンガルーケアとは、肌を合わせ一緒に時間を過ごすことです。
- 肌と肌のふれあいが、洋服を着ての抱っことは異なります。

ご家族へ

- カンガルーケアは、小さな命の力強さと、生きる鼓動が伝わる命の交流です。親子の時間を楽しんでください。

【引用・参考文献】1）カンガルーケア・ガイドラインワーキンググループ．根拠と総意に基づくカンガルーケア・ガイドライン普及版．国際母子保健研究所発行，2010．2）堀内勁．母子間の皮膚接触効果．Neonatal Care．24(12)，2011，1168-73．3）齋藤紀子．"カンガルーケアをしてみませんか？"．最新2版 新生児の疾患・治療・ケア．楠田聡編．メディカ出版，2016，318-21．

18 赤ちゃんの痛みとケア

広島大学名誉教授　横尾京子

赤ちゃんの痛みの測定法

・定められた評価票を用いて、赤ちゃんを観察し、採点します
・観察するのは、顔表情、体や手足の動き、泣いている様子、心拍数や呼吸状態などです
・採点結果から、赤ちゃんが体験している痛みの程度を評価します

痛みの予防法

・痛みを伴う処置の回数を減らします
・処置と処置の間に安静時間をつくります
・踵からの採血には安全で痛みが少ない全自動ランセットを使用します

薬を用いない痛みの緩和法

・室内の音や光を調整し、ストレスの少ない環境で処置をします
・ホールディングをした状態で処置を行います
・ご両親の同意を得て、おしゃぶりを吸わせたり、カンガルーケアや直接母乳授乳をしながら処置を行います

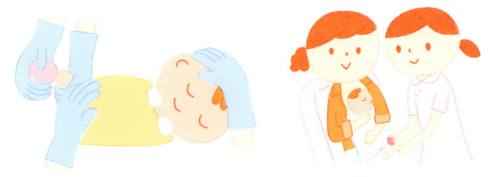

「NICUに入院している新生児の痛みのケアガイドライン」より作成（ガイドラインに図は含まれない）。

【参考文献】
・Abdulkader, HM. et al. Early Hum DEv 84(6), 2008, 351-5.
・Ranger, M. et al. Pain Manag. 4(1), 2014, 57-67.
・Vinall, J. et al. Pediatr Res. 75(5), 2014, 584-7.
・Cong, X. et al. Neonatal Network. 32(5), 2013, 353-7.
・「新生児の痛みの軽減を目指したケア」ガイドライン作成委員会（委員長：横尾京子）．NICUに入院している新生児の痛みのケアガイドライン（実用版）．2014.http://wwwjspnm.com/topics/data/kaiin20150128.pdf
・「NICUに入院している新生児の痛みのケアガイドライン」委員会監修．NICUに入院している新生児の痛みのケア実践テキスト．大阪，メディカ出版，2016, 160p.

赤ちゃんを痛みから護るために

　生まれたばかりの赤ちゃんが痛みにさらされるのはまれなことですが、NICUに入院した赤ちゃんは、検査や治療のために痛みを伴う処置、たとえば、採血や点滴、チューブの挿入や抜去、吸引などを受けなければなりません。

　「赤ちゃんは痛みを感じない」と信じられていた時代もありましたが、研究が進み、赤ちゃんは痛みを感じることができるばかりか、大人に比べてより強く痛みを感じている可能性があることがわかっています。また、NICUに入院し痛みを多く経験した早産の赤ちゃんの中には、「痛みに敏感である」「不安や抑鬱などの行動が現れる」など発達上の課題が報告されています。そこで、すべてのNICUにおいて、入院中の赤ちゃんの痛みを緩和し、生活の質を向上させるよう、ガイドラインができました。

　このガイドラインでは、NICUに入院しているどの赤ちゃんにも、医療スタッフと家族が協力して痛みのケアに取り組むことが重要とされ、処置による痛みの測定法、痛みの予防法や緩和法などが示されています。痛みの測定には定められた採点票を用い、赤ちゃんが経験している痛みの程度を評価します。痛みを予防する最良の方法は処置回数を減らすこと、そして、薬を用いない緩和法として環境調整とホールディングが強く勧められています。また、ご両親の同意を得られた場合には、おしゃぶりを吸わせたり、カンガルーケアや直接母乳授乳をしながら処置を行います。

キーメッセージ

● 赤ちゃんは痛みを感じることができ、しかも、大人よりも強く感じている可能性があります。

ご家族へ

● 医療スタッフと一緒に、お子様が経験している痛みに寄り添ってみませんか？

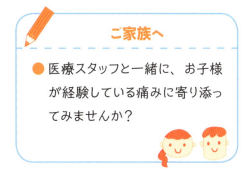

19 ケア参加 －ケアの補助など－

姫路赤十字病院、NIDCAP Professional　石本麻衣子

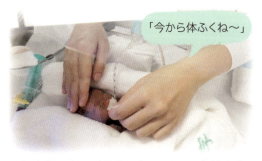

▲ 保育器で人工呼吸器の赤ちゃんでも体拭きやオムツ交換・体温測定などさまざまな育児ができます。優しく、さわって声かけをしてから行います。

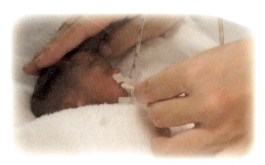

▲ ミルクの前に、ベッドサイドで絞ったおっぱいを口腔内母乳塗布。

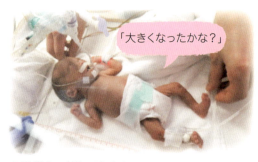

▲ 計測も一緒にできます。

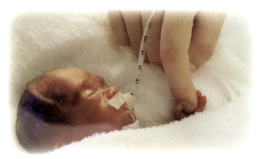

▲ 1つのケアが終わったら一度休憩。手で抱っこしたり、手を握ったりするとほっとするようです。

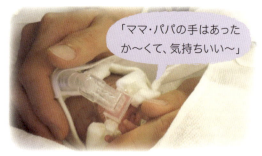

▲ 保育器内で抱っこもできます。カンガルーケアの前にしっかり赤ちゃんとふれあってください。

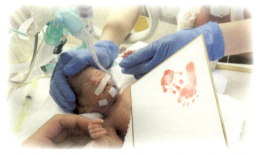

▲ 手形・足形などの記念を残すなど、成長を家族みんなでお祝いするのもよいですね。

NICUで早く育児に取り組んで、自信をもって

　赤ちゃんの命を守るために病院でお預かりしていますが、主たる育児者は、ママ・パパであり、尊重される立場にあります。いずれお家で、お兄ちゃん・お姉ちゃん達と一緒に、育ててあげられる環境で生活できるのが目標です。医療者はそのお手伝いを少しさせて頂くだけなので、一緒に育児を楽しみましょう。

　赤ちゃんの知覚の発達は、皮膚知覚は胎生8週以前から、嗅覚は胎生11週頃から発達し始め、味覚は胎生14週頃、聴覚は胎生24週頃から機能し、視覚は胎生33週頃から胎生40週と等しい視機能を発揮するようになります。

　NICUに赤ちゃんが入院されていると、何もできないと感じる方が少なくないですが、ママとパパは赤ちゃんにとってのかけがえのない存在です。いろいろなお話をして、ふれあうことで、赤ちゃんはたくさんよい発達刺激を受けます。また、肌と肌のふれあいは人の感覚と感性を繊細にさせます。そして赤ちゃんの神経行動は、脳への窓と言われています。赤ちゃんの表情や行動をたくさん見つめることは、赤ちゃんの行動の意味を理解し、赤ちゃんの力を知り、成長を感じることへつながっていきます。早期に育児参加することは、わが子をより身近に感じられ、退院後も赤ちゃんからの訴えがわかりやすく、子育てへの自信を感じる機会になります。是非いろいろなケア参加から始めて、入院中からご両親が主となり育児を行っていってください。

キーメッセージ

- 赤ちゃんはママやパパの声を聞き、手のぬくもりを感じて安心します。たくさん関わることは愛着形成にも有効です。

ご家族へ

早期からたくさんふれあい、育児を楽しんで、愛らしい赤ちゃんの成長を見守ってあげてください。

20 ケア参加 −清拭−

千葉市立海浜病院、NIDCAP Professional　川村美穂子

「首のあたりを拭くと気持ちよさそうな顔をするんです」

▼ はじめは看護師と一緒に。ケア者同士も息を合わせて行います。

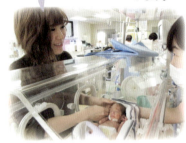

「こちょこちょ、くすぐったいかな」

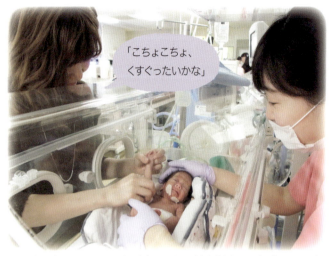

▲ 2人で行うときは、1人が赤ちゃんの体を拭き、1人がホールディングをします。

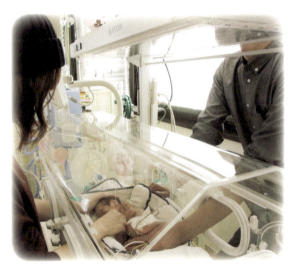

▲ 慣れてきたらパパ・ママ2人で清拭。パパの手は大きいね。

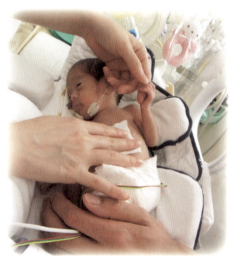

▲ ママの指を握りながら、安心して清拭できます。

お世話とスキンシップを兼ねた清拭

　赤ちゃんの肌を清潔にする方法の一つに、清拭という体を拭くケアがあります。「清拭」には、全身すべてを拭く全身清拭と、お顔や頭、お尻など体の一部分を拭く部分清拭があります。赤ちゃんの病状により、始める時期や1日1回、数日おきなどの回数に違いがあります。

　体を拭くときは、赤ちゃんが起きているときが良いタイミングです。まどろんでいるときには、優しく声をかけ、これからケアが始まることを赤ちゃんがわかるようにするとよいでしょう。2人で行う場合は、赤ちゃんの体を拭く役割、ホールディング（赤ちゃんの体を手で包み込み胎児姿勢にさせる）をする役割に分けて行うと赤ちゃんもご家族も安心してケアが進められます。

　全身を拭く場合は、お顔からはじめ、頭、体、最後に陰部と行っていきます。目やお口の周り、耳の後ろ、首やわきの下、陰部は汚れやすい部分になりますので、皮膚の観察をしながらきれいにしてあげるとよいでしょう。

　ケア中に赤ちゃんが、きらきらした目をして起きているときには、よい交流の機会となります。見つめ合って優しく話しかけたり、赤ちゃんが手を伸ばして、何かつかみたそうにしていたら、指を握らせたりして赤ちゃんとの交流を楽しみましょう。ケアの途中で赤ちゃんが疲れてきたら、ホールディングをして少し休憩するとよいでしょう。

キーメッセージ

- 清潔ケアの方法として体を拭く「清拭」があります。
- 目・口の周りや、肌と肌が接する場所は汚れやすいです。

ご家族へ

医療スタッフ一緒に行うことから始め、赤ちゃんとのスキンシップを楽しみましょう。

21 ケア参加 −沐浴・入浴−

愛仁会高槻病院、NIDCAP Professional　小柴直美

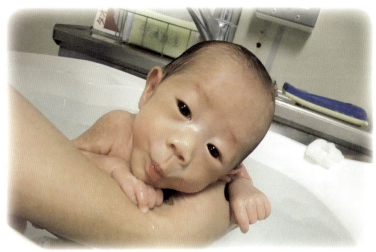

◀ 沐浴は赤ちゃんにとっても、とても心地よい時間です

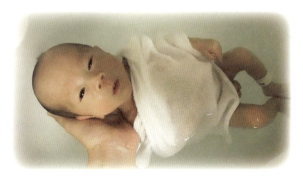

湯に入るときはガーゼハンカチなどで体を包んであげて、湯に慣れるまでしっかり浸からせてあげてください。足が沐浴槽にあたっていると安心します。

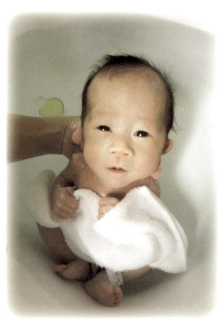

沐浴は赤ちゃんとのスキンシップの時間

　赤ちゃんは、生まれてしばらくの間は抵抗力が弱く、細菌感染を起こしやすいものです。そのため、しばらくの間は大人のお風呂とは別にベビーバス(沐浴槽)を使って体を洗ってあげます。赤ちゃんは、新陳代謝が活発でよく汗をかき、また、1日に何度もおしっこやうんちをすることでお尻も汚れます。赤ちゃんの皮膚は大人に比べて薄いため、そのままにしていると湿疹やおむつかぶれの原因になってしまいます。そのため、沐浴で汚れを落としてあげる必要があります。

　沐浴は、赤ちゃんの体調をみて1日1回のペースで行います。体調がすぐれないときは、沐浴はお休みして、代わりに体を拭いてあげましょう。生活リズムを整えるため、なるべく同じ時間に沐浴を行い、赤ちゃんの体力を消耗しないよう約10分程度で終わらせます。湯に浸かるとき、赤ちゃんがビックリしないようにガーゼハンカチやタオルなどで体を包み、足元からゆっくり入れてあげてください。タオルなどに包んで肩までしっかり湯に浸け、まずは慣れさせてあげましょう。体を洗ってあげるときも、足元が沐浴槽にあたっていると赤ちゃんは安心しやすいです。

　赤ちゃんにとって沐浴は肌を清潔に保つだけではなく、水の圧力、湯の温かさなどお母さんのお腹の中、羊水に浮かんでいた感覚になり心地よくなる時間です。お母さんやお父さんの肌とふれあい、お話をしたりしながら体を洗ってあげてください。

キーメッセージ

- 足元を沐浴槽にあてながら体を洗ってあげましょう。
- タオルやガーゼハンカチで包みながら湯に慣れさせましょう。
- 赤ちゃんにとっても沐浴は心地よい時間。
- 赤ちゃんとスキンシップをとりながら沐浴しましょう。

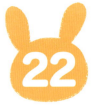

22 きょうだい面会

横浜市立大学附属市民総合医療センター　篠塚春奈・関　和男

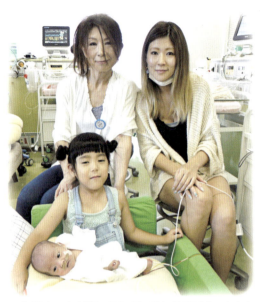

▲ お姉ちゃんが抱っこしているところです。小さなおひざに大切そうに抱えていますね。

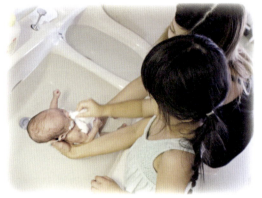

▲ お姉ちゃんがお母さんと一緒にお風呂に入れています。日ごろからお母さんのしぐさをよく見ています。顔を拭くとき面を変えてやさしく拭いています。

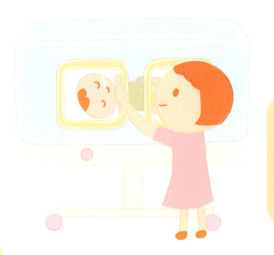

お姉ちゃんもお兄ちゃんも抱っこしたい！

ミルクをあげたい！
一緒に遊びたい！

お姉ちゃんが保育器の中の赤ちゃんにタッチ！　赤ちゃんに会ったら「いいこいいこ」するんだと決めていたようです。

お姉ちゃんやお兄ちゃんも赤ちゃんに会いたい

　お母さんのお腹にいたはずの赤ちゃんが生まれたのに、おうちにいないことはさみしいことです。ご両親がさみしいと思うのと同じで、お姉ちゃんやお兄ちゃんもさみしいと思っています。生まれた赤ちゃんとなるべく早く接触することで、お姉ちゃんやお兄ちゃんも家族であることを認識します。もし、きょうだい面会が許されてない施設でしたら、動画や写真を撮って見せてあげてください。なぜ赤ちゃんがいないのかお話してください。

　また、ご両親がなぜ病院に行くのか、自分を置いて出かけてしまうのか不安に思っています。お姉ちゃんやお兄ちゃんのためにも、赤ちゃんのためにもご両親のためにも、生まれてすぐに会えることが好ましいと思います。

　メリットの多いきょうだい面会ですが、デメリットもあります。デメリットとしては風邪や流行性のもの（インフルエンザ等）のリスクが高まると懸念されていますが、実際のところはおうちに帰っても一緒なので家族が予防接種を受けていれば、赤ちゃんはかかりにくくなります。また、それぞれの病院で感染防止等のために決められていることがありますので、そのルールを守りましょう。

キーメッセージ

- きょうだいの年齢は関係ありません。お父さんやお母さんと同じように赤ちゃんと触れ合いたいんです。触れ合い方を教えてあげましょう。

ご家族へ

- 入院中の赤ちゃんに、きょうだいを会わせてみてください。よりお姉ちゃん、よりお兄ちゃんになります。

23 赤ちゃんとの遊び －マッサージ－

姫路赤十字病院リハビリテーション科、NIDCAP Professional　藤本智久

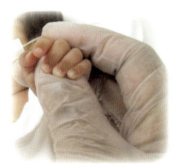

①手のひらをマッサージします

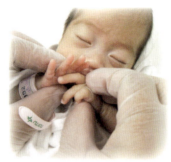

②両手を合わせて待ちます

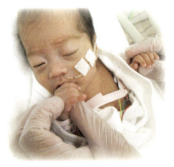

③-1 手を口へ持っていったり、頭をさわったりする運動

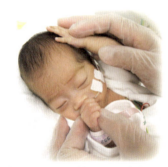

③-2 手を口に持っていったり、頭をさわったりする運動

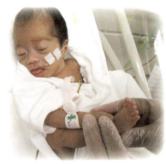

④手で膝や足をさわる運動

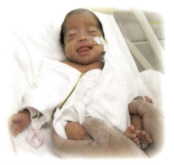

⑤-1 足どうしをさわる運動

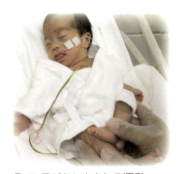

⑤-2 足どうしをさわる運動

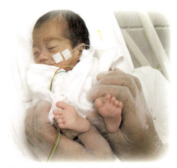

⑥足を持って、左右に転がす運動

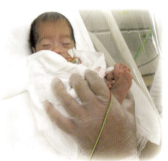

自分の体を使った運動とマッサージ

　赤ちゃんはよく自分で自分をさわりながらモゾモゾと体を動かしています。自分の手でさわると、さわる感覚とさわられる感覚を感じ、自分の体を認識できます。この行動は二重接触（ダブルタッチ）と呼ばれ、運動能力を獲得するために必要なボディイメージを作るもとになるといわれています[1]。赤ちゃんが自分の体を認識しながら遊べる運動やマッサージを紹介します。

①手のひらに親指を握らせ、気持ちいい程度の強さで軽く押しながら刺激します。

②赤ちゃんの両手を合わせて、しばらくじっと待ちます。じきに指や手をもぞもぞ動かし始めるので、自分の手にふれている感覚をゆっくり感じさせてください。

③片方ずつ、さわる場所をてのひらから肘、腕、肩、顔、頭と少しずつ移動させてあげましょう。顔（口の周り）は敏感なので、しばらく手を当てたまま、慣れるのを待ってください。つるつるのほほと頭髪のある頭の感覚の違いを感じさせます。

④両手で胸やおなか、太もも、お尻、膝…とゆっくりとさわらせましょう。自分で自分をさすりながらマッサージする感じで気持ちよくなるように遊んであげてください。

⑤足どうしをスリスリとこすり合わせると気持ちよさそうに落ち着くこともあります。

⑥最後にお母さんの手で足を持ちあげ、左右にゆっくりコロコロと転がすように倒してあげます。背中で自分の体重を感じて反応が出てくるのを待ちます。

キーメッセージ

- さわる・さわられる違いを意識して遊んであげましょう。
- 気持ちよさそうになるように一緒に遊んであげましょう。

ご家族へ

　運動やマッサージは機嫌のよいときに。もしも嫌がったときは、無理をせずに楽しく遊んであげてくださいね。

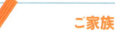

【文献】1）フィリップ・ロシャ著，板倉昭二・開一夫監訳．乳児の世界．京都，ミネルヴァ書房，2004, 276p.

24 赤ちゃんとの遊び －手足の運動－

愛仁会尼崎だいもつ病院リハ技術部、NIDCAP Professional　小杉 正

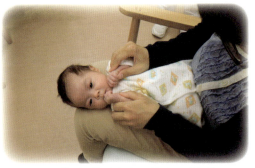

▲ 手と口の遊び　片手をゆっくりと口元に持っていきます。

目を合わせながら楽しく赤ちゃんと手足を動かして遊んでください。

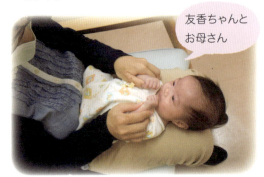

▲ 手と口の遊び　両手同時に。

友香ちゃんとお母さん

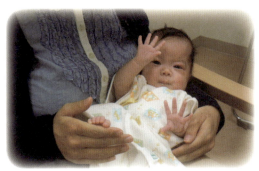

▲ 足の遊び　足をゆっくり曲げ伸ばしします。

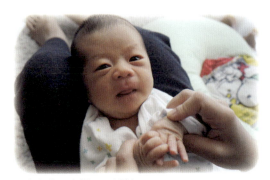

▲ おうちでも行ってください。

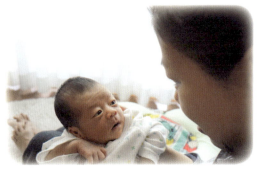

▲ 目を合わせて行いましょう。

手足の動きを通じて発達を促す

　赤ちゃんはおなかの中で手足をよく動かしていました。手と手をにぎったり、すりあわせたり、手を口元に持っていったり指をしゃぶったり、足でおなかをけったりといろんな動きをしていました。手足を動かすことでその存在や位置を知ることができるようになり、同時に手足の動きの経験を積み、いろんなものに触れることで感覚を覚えていくのです。羊水の中で自由に動くことができた赤ちゃんも、生まれると、重力のためにおなかの中のようには動かすことができなくなります。そのため、お父さん・お母さんが手足の動きを手伝ってあげる必要があります。

　赤ちゃんが保育器から出たら、赤ちゃんの目覚めの程度や機嫌を見ながら、嫌がらない範囲で手と手を合わせたり、片手もしくは両手を口元に持ってきたりすることを試してみてください。その際、赤ちゃんと目を合わせるようにしてください。はじめはもしかしたらむずかるかもしれませんが、少しずつ行っていくと、赤ちゃんは慣れていきます。

　赤ちゃんと行う手足の遊びは、赤ちゃん自身の成長・発達を促すことにつながります。ぜひ、赤ちゃんとのふれあい遊びの一環として、行ってみてください。

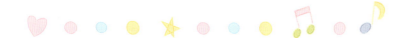

キーメッセージ
- 手・足・口と遊びを通じて感覚や動きを学習します。
- いろんな刺激を受けることが成長・発達を促します。

ご家族へ
- 慣れたら赤ちゃんが自分で動かす手助けをしましょう。
- 赤ちゃんといっぱいふれあってください。

25 赤ちゃんとの遊び －感覚遊び－

愛仁会高槻病院臨床心理士、NIDCAP Professional　鈴木佳子

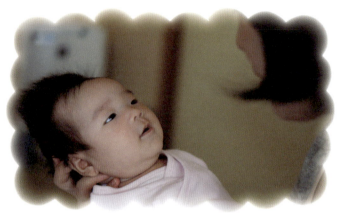

◀ 赤ちゃんと目線がしっかり合う距離は15～20㎝くらいです。

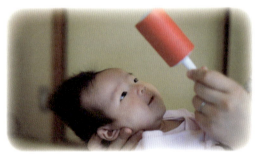

▲ 赤を中心としたはっきりした色のおもちゃがよく見えます。

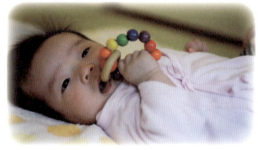

▲ 安心できる素材でできたおもちゃを口にふれさせます。

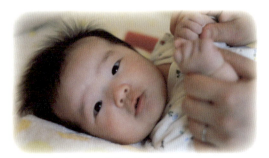

▲ 手と手がふれる感覚を教えます。

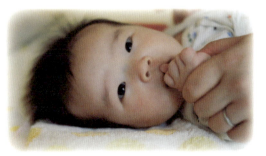

▲ 手を握り、お母さんの手のぬくもりを伝えます。

認知発達を促す関わり遊び

　はじめは眠っていることの多い赤ちゃんですが、徐々に目覚めている時間が長くなります。はっきりと目覚めているときや機嫌の良いときには、ぜひ赤ちゃんと遊びましょう。

　赤ちゃんはおなかの中にいるときから、手を口にふれたり、手と手を合わせたり、足をつかんだりするといった自分の体にふれることで、自分の体を感覚的・空間的に認知（わかる・確認する）してきました。これからは、他者やものとの関わりを通して、少しずつ自分以外の環境や世界の情報を取り入れて認知し、学習していきます。こうして、外の世界へと心が開かれ、認知発達が促されていくのです。

目：まずこちらから赤ちゃんの視界に入っていきます。目線がしっかり合うところ（だいたい15〜20cmくらいの近さ）でいろんな表情で語りかけましょう。目を合わせたままこちらがゆっくりと左右に動いて、赤ちゃんが目で追えるようにします。赤ちゃんは三原色がよく見えるので、おもちゃを使うときには赤を中心としたはっきりとした色のものがよいでしょう。

耳：ガラガラやでんでん太鼓など、明るい音の出るおもちゃを顔の前で振り鳴らします。

触覚：自分の口にふれさせたり、手と手を合わせたりします。お父さんやお母さんの肌やタオル、温かいものや冷たいもの、固いものや柔らかいものなどいろいろなものにふれたりつかんだりさせてあげましょう。

キーメッセージ

- 赤ちゃんが目覚めているときに、関わり遊びをしましょう。
- 目を合わせ、必ず声をかけながら行いましょう

ご家族へ

- 遊ぶときはゆったりと腰を据えて、心地よい時間を一緒に楽しむことがポイントです！

26 退院に向けての準備

都立墨東病院、NIDCAP Professional　内海加奈子

1日の流れ(例)　赤ちゃんと一緒

時間	赤ちゃん	家庭のこと
2時	授乳	
6時	授乳	
7時		朝食
8時		パパ出勤
9時	授乳 ＊お薬	
		洗濯
11時	沐浴	掃除
12時	授乳	昼食
		ママも休憩
15時	授乳	
		お買い物
		夕ごはん下準備
18時	授乳	パパ帰宅
19時		夕食
20時	(沐浴)	
22時	授乳 ＊お薬	おとな就寝

- 授乳の合間に
- どのお薬をいつ服用するかメモを
- 赤ちゃんと一緒にお昼寝しましょう
- 大切！
- 掃除と日替わりでも

毎日ほぼ同じ時間にして赤ちゃんの生活にリズムをつけます

パパがするなら夜の設定もOK

＊赤ちゃんがお薬を飲んでいるとき

赤ちゃんの居場所を用意しましょう

場所や方法の選択により準備物品も変わります

赤ちゃんが日中、過ごす場所
- スイングチェアを置いたリビング
- 赤ちゃん布団を敷いた和室
- ベビーモニターを準備した2階の部屋

直射日光や冷暖房の風はあたらない？

夜に寝るところ
- 同じ布団で添い寝
- 寝室でベビーベッド

お風呂の場所
- 暖かい室温のキッチン
- ちょうどよい高さの洗面所
- 水はねが気にならない浴室

赤ちゃんとの生活を早い時期からイメージ

　赤ちゃんの様子が落ち着いて、お母さんの体調も回復してきたら、退院日が決まる前からご家族で相談して、退院後の「赤ちゃんと家族一緒の生活」をイメージしてみましょう。

　たとえば、赤ちゃんは日中、お部屋のどこで過ごすのか、夜に寝るのはベッドか布団か、寝具をどこに配置するか、沐浴はキッチン・洗面所・浴室のどこでするか、日々のお買い物をいつどうやってするか…といったことです。いろんな場面でさまざまな方法があります。毎日の生活をもとに、赤ちゃんと一緒に家庭で過ごす1日の流れについて考えます。

　また、お母さん・お父さんが体調を崩したり、外出する用事ができたり、いざというときや病院の健診に通うときなど、誰からどのようにサポートを受けるかという方法も検討しておくと安心です。退院後に受けられる支援について病院や保健センターに聞いて、ご家族みんなで確認しておくといいですね。

　まだ先のこと…と感じて今すぐには考えられないかもしれませんが、退院が近づくと、育児練習の仕上げ、必要な物の点検やお部屋の用意など、準備があわただしくなります。入院中から早めに退院後の生活を想像したり、看護師やNICUの先輩お母さんに話を聞いたりしてみましょう。

キーメッセージ

- 家庭で赤ちゃんと過ごす、1日の流れを考えてみましょう。
- 退院後は赤ちゃんを中心に、ご家族で協力するよう相談を。

ご家族へ

- 今までの生活スタイルを少しずつ変えて、赤ちゃんと一緒の生活の準備をしていきましょう。

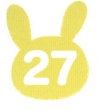

27 家庭での生活と育児

神戸大学大学院保健学研究科　清水 彩

赤ちゃんとの生活

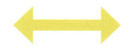

挑戦　　　　　　　　　　　　　　　やすらぎ
（日常生活の遊び）　　　　　　　　（安全基地での休憩）

赤ちゃんは起きている時間が長くなり、外界へ興味を持つことで、新たな挑戦が始まります。興味のあるものを、じっくり見る（凝視）、目線を動かす（追視）、笑うことが徐々に増え、長い時間、遊べるようになります。

赤ちゃんが家族とふれあう時間は、やすらぎによる新たな挑戦への充電です。泣いたり、無反応な時は、抱っこしてあげると、次への挑戦のスタンバイが整い、落ち着きを取り戻す力も高められます。

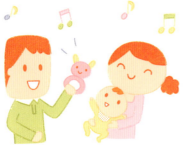
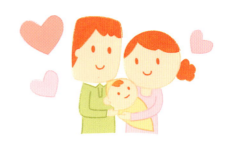

赤ちゃんの興味

赤ちゃんの病気予防の味方：予防接種

強い刺激は苦手ですが、家族の声を最も好みます。あざやかな色のおもちゃを見せたり、柔らかい音を聞かせたりしてみましょう。赤ちゃんの反応に応じた心のこもった声かけや対応に最も安心し、新たな行動がうながされます。

抵抗力の弱い小さく生まれた赤ちゃんにとって、予防接種は病気の予防に役立ちます。受けるべき予防接種の種類・時期が分からない時には、小児科の先生に相談して、スケジュールを確認しておきましょう。

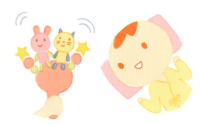
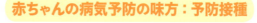

おうちはやすらぎをもたらす安全基地

　退院直後は、おなかが空いているわけでもないのに、寝つきが悪く落ち着かないことがあります。これは、赤ちゃんなりに環境の変化に反応している証です。赤ちゃんには、昼夜の明るさの違いやご家族の生活リズムを体感し、徐々に慣れていく力が備わっています。また、外からの刺激（変化）に翻弄されるばかりでなく、発達の糧にする力も備わっています。たとえば、ご家族が赤ちゃんの反応にあわせて、話しかけたり物を見せたりされると、よく反応すると言われています。日々のご家族との関わりの積み重ねによって、その効果は絶大になるわけです。ぜひ、赤ちゃんとアイコンタクトを取り、たくさん話しかけてあげてください。一方で、赤ちゃんがぐずってしまって落ち着けないときには無理せず、抱っこ等でなだめてあげてください。そうすると、赤ちゃんは安心して落ち着きを取り戻し、その経験を繰り返すことで、落ち着く力を自ら高めることができます。

　赤ちゃんがおうちに慣れてきたら、昼間などの過ごしやすい時間帯に、おでかけをしてみましょう。外出は、赤ちゃんの成長・発達の促進だけでなく、ご家族の気分転換にもなります。コミュニティでの交流（つながり）は、今後の育児の情報交換の機会にもなります。そのため、赤ちゃんの健康に必要な健診や予防接種を最優先としながら、赤ちゃんとご家族のペースででかけてみましょう。

キーメッセージ

- 赤ちゃんのペースで成長し、発達も進んでいきます。
- 赤ちゃんに合わせた関わりが健やかな発達につながります。

ご家族へ

- 赤ちゃんは、ご家族のぬくもりを感じて、おうちでやすらぎを得て、新たな挑戦をしながら健やかに成長します。

28 赤ちゃんの生活リズム

長崎大学生命医科学域　江藤宏美

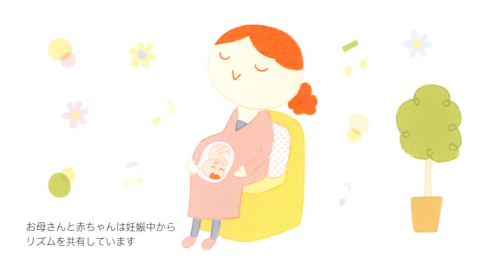

お母さんと赤ちゃんは妊娠中から
リズムを共有しています

…3か月…

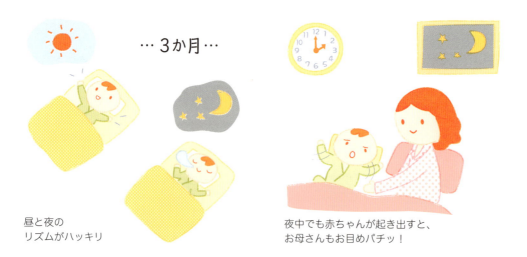

昼と夜の
リズムがハッキリ

夜中でも赤ちゃんが起き出すと、
お母さんもお目めパチッ！

お母さんといっしょのリズムで

　赤ちゃんは、ずっとおなかの中でお母さんと生活のリズムを共にしてきました。お母さんの心臓の鼓動に耳を澄ませ、眠ったり、手足をばたつかせて動かしたりして過ごしてきました。

　誕生とともに羊水の中から光と空気に囲まれた胎外へ、最初の1か月は<mark>1日が25時間周期で、眠る時間も大人と同じではありません</mark>。1日16～17時間眠る時もあれば短い時もあります。生まれてから2か月くらいすると、昼間の起きている時間と夜に眠る時間が多くなります。そして、<mark>3か月もするとサーカディアンリズム</mark>（概日リズム。約24時間周期で変動する生理現象）<mark>が確立してくるのです</mark>。このリズムが形成された後は、夜間の眠りは変化し、安定してきます。

　リズムの形成には<mark>授乳方法</mark>も影響します。母乳とミルクを合わせた混合栄養は、母乳だけの自律授乳に比べて、リズムの形成が遅れることがあります。

　<mark>夜間の赤ちゃんとお母さんの動きは連動</mark>していることが報告されています。赤ちゃんが連続して40秒以上動いている時に、お母さんも覚醒していました。また、赤ちゃんが起きて動き出してから2分以内に8割のお母さんが目覚めていました。赤ちゃんがお母さんのお腹の中にいて、一体であった妊娠中。そのリズムが産後も関連して、赤ちゃんが合図を送ってお母さんが受信する、そんなサイクルが備わっています。

キーメッセージ

● 生後2カ月くらいで、昼間の起きている時間と夜に眠る時間が多くなります。3カ月ごろにはサーカディアンリズムが確立します。

● 夜間の眠りは、赤ちゃんの動きが先行して、それに呼応するようにお母さんの目覚めが促されることが多いです。

29 赤ちゃんの泣き

聖隷クリストファー大学　大城昌平

赤ちゃんの泣きは、親子の絆を育みます

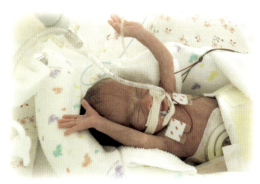
赤ちゃんは泣くことでコミュニケーションをとります。

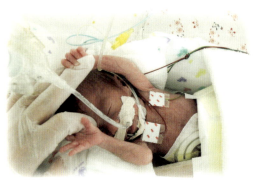
お母さんの指につかまると、落ち着くことができます。

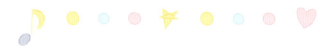

キーメッセージ

● 赤ちゃんの泣きは、親子の愛着（絆）を育む、最も大切なコミュニケーションの手段。泣きへの共感と対処が、赤ちゃんの成長と発達、あたたかな心を育みます。

ご家族へ

● 親の感情は赤ちゃんに伝わります。余裕のある落ち着いた対応が、赤ちゃんを安心させます。

＊注意：赤ちゃんの泣きが激しく泣き止まない、長く泣き続ける、対処が難しい。このような場合は、主治医の先生や専門家のアドバイスをお聞きください。

赤ちゃんはみんな泣きます

　赤ちゃんにとって泣くことは、持って生まれた大切な行動システムの一つです。赤ちゃんは泣くことで、ご両親から育児を引き出し、自分の生存を可能とします。そして泣くことで、親との愛着を深め、心の安心を獲得します。赤ちゃんの心に寄り添い共感し、泣く要因が予測できること、その泣きに対処できること、そして愛着と育児が赤ちゃんの成長と発達を育むことを認識する必要があります。

　赤ちゃんの泣きには、その原因によっていくつかのタイプがあります。お腹が空いているのか、居心地が悪いのか、オムツを替えてほしいのか、疲れているのか、遊んでほしいのか、または何らかの痛みを感じているのか、親は原因を考え対処することで、上手く行った経験を励みとして成長します。通常、授乳したり、オムツを替えたり、話しかけたり、抱っこしたり、軽く揺らしたりすることで落ち着きを取り戻します。いろいろと試行錯誤しながら、自分たちの子どもについて知り、親らしさを学び自信をつけていきましょう。赤ちゃんの泣きのリズムや音色、泣き始めるまで時間、泣きやすさやなだめやすさは、一人ひとりの赤ちゃんの個性（気質）によって異なります。次第に赤ちゃんの個性に合った育児を身に着け、親子の心の交流が育まれます。

　赤ちゃんが泣いているときに、少しの間、赤ちゃんが自分で自分をなだめようとするかを観察してみましょう。自分の指をしゃぶったり、周りを見回したり、姿勢を変えたりして、繰り返し自分を落ち着かせようとしていることが分かります。そのようにして、赤ちゃんは自分自身をコントロールすることができるようにもなってきます。このような泣きの自己鎮静能力は、親による泣きへの共感と対応によって育まれます。赤ちゃんの泣き止む力を励まし、その力を一緒に分かち合いことも大切です。通常、生後12週頃（早産児では予定日より）になると泣くことは少なくなって、自己鎮静の力が発達してきます。

30 あなたの赤ちゃん

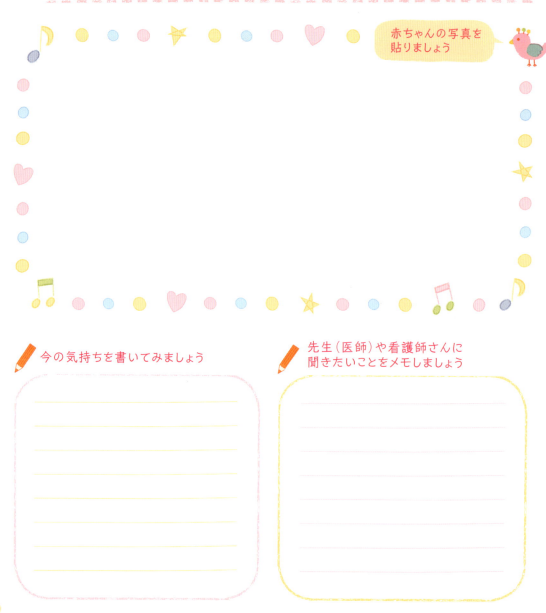

赤ちゃんの写真を貼りましょう

✏ 今の気持ちを書いてみましょう

✏ 先生（医師）や看護師さんに聞きたいことをメモしましょう

●**執筆者一覧**(執筆順)

岩松利至	(千葉市立海浜病院新生児科部長)
仁志田博司	(東京女子医科大学名誉教授)
南　宏尚	(愛仁会高槻病院小児科主任部長)
渡辺とよ子	(都立墨東病院新生児科)
佐藤裕美	(愛仁会高槻病院NICU病棟科長、NIDCAP Professional)
大森意索	(都立墨東病院新生児科部長)
藤本智久	(姫路赤十字病院リハビリテーション技術課第1係長、理学療法士、NIDCAP Professional)
堀内　勁	(聖マリアンナ医科大学名誉教授)
永田雅子	(名古屋大学心の発達支援研究実践センターこころの育ちと家族分野教授)
井村真澄	(日本赤十字看護大学母性看護学・大学院国際保健助産学教授、IBCLC)
太田英伸	(静和会浅井病院精神科、国立精神・神経医療研究センター精神生理部)
大竹洋子	(都立小児総合医療センターNICU副看護師長、NIDCAP Professional)
森口紀子	(愛仁会高槻病院看護部教育担当科主任、NIDCAP Professional、IBCLC)
儀間裕貴	(鳥取大学地域学部附属子どもの発達・学習研究センター)
岡崎　薫	(都立小児総合医療センター新生児科医長、ICD)
松本直美	(千葉市立海浜病院新生児科、NIDCAP Professional)
齋藤紀子	(横浜市立大学附属市民総合医療センター総合周産期母子医療センターNICU助産師、NIDCAP Professional)
横尾京子	(広島大学名誉教授)
石本麻衣子	(姫路赤十字病院NICU係長、NIDCAP Professional)
川村美穂子	(千葉市立海浜病院新生児科看護師長、NIDCAP Professional)
小柴直美	(愛仁会高槻病院NICU副主任、NIDCAP Professional)
篠塚春奈	(横浜市立大学附属市民総合医療センター総合周産期母子医療センター、NIDCAP Professional)
関　和男	(横浜市立大学附属市民総合医療センター総合周産期母子医療センター部長)
小杉　正	(愛仁会尼崎だいもつ病院リハ技術部科長、理学療法士、NIDCAP Professional)
鈴木佳子	(愛仁会高槻病院臨床心理士、NIDCAP Professional)
内海加奈子	(都立墨東病院NICU病棟副看護師長、NIDCAP Professional)
清水　彩	(神戸大学大学院保健学研究科助教)
江藤宏美	(長崎大学生命医科学域教授)
大城昌平	(聖隷クリストファー大学 学長・教授)

　　NIDCAP Professionalは、早く生まれた赤ちゃんの発達支援の専門家です。赤ちゃんと家族を中心として、一人ひとりの赤ちゃんの行動観察をもとに、個別的なケアプランを立案して実施します。
　　NIDCAP : The Newborn Individualized Developmental Care and Assessment Program
　　　　　新生児個別的発達ケアと評価プログラム

●日本ディベロップメンタルケア（DC）研究会 連絡先（事務局）
〒433-8558　静岡県浜松市北区三方原町3453
聖隷クリストファー大学　大城昌平 研究室内
電話：053-439-1400（大学代表）
メール：shohei-o@seirei.ac.jp

家族のためのディベロップメンタルケア読本
―赤ちゃんを理解する 赤ちゃんとのふれあいを楽しむ 赤ちゃんの育児に自信がもてる

2017年10月20日発行　第1版第1刷ⓒ

編　者	日本ディベロップメンタルケア（DC）研究会
発行者	長谷川　素美
発行所	株式会社メディカ出版
	〒532-8588
	大阪市淀川区宮原3-4-30
	ニッセイ新大阪ビル16F
	http://www.medica.co.jp/
編集担当	里山圭子
編集協力	秋田恭子／加藤明子
装　幀	加藤陽子
本文イラスト	加藤陽子
印刷・製本	株式会社シナノ パブリッシング プレス

本書の複製権・翻訳権・翻案権・上映権・譲渡権・公衆送信権（送信可能化権を含む）は、（株）メディカ出版が保有します。

ISBN978-4-8404-6203-7　　　　　　　　　　　　　　　Printed and bound in Japan

当社出版物に関する各種お問い合わせ先（受付時間：平日9：00～17：00）
●編集内容については、編集局 06-6398-5048
●ご注文・不良品（乱丁・落丁）については、お客様センター 0120-276-591
●付属のCD-ROM、DVD、ダウンロードの動作不具合などについては、デジタル助っ人サービス 0120-276-592